NOTE

SUR LES

BRUITS DE PERCUSSION THORACIQUE

PAR

LE Dr B. CHALMET.

LANDERNEAU
IMPRIMERIE DE P. B. DESMOULINS
1882

NOTE

SUR LES

BRUITS DE PERCUSSION THORACIQUE

I.

L'intensité n'est pas le seul caractère des bruits. Toutes les vibrations sonores, qu'elles proviennent d'un son ou d'un bruit, ont, avec une amplitude plus ou moins grande, une durée variable et une forme qui détermine le phénomène des harmoniques, c'est-à-dire le timbre.

La hauteur ou tonalité, qui dépend du nombre de vibrations dans l'unité de temps ou de la durée de la vibration (on a la durée en divisant la seconde par le nombre de vibrations), est moins facile à apprécier dans les bruits que dans les sons, mais elle se reconnaît cependant par la comparaison avec d'autres bruits semblables, qu'elle soit (comme l'admet Skoda pour le son tympanique) ou non susceptible de notation dans la gamme.

Le timbre, d'essence jusqu'ici problématique, dépend, d'après Helmholtz, du nombre et de l'intensité des sons partiels (harmoniques justes ou faux) qui sont joints au son fondamental. Ces sons partiels se rattachent à la sensation pure et simple de l'ouïe, et n'arrivent que simultanément à la perception consciente. Nous avons une telle habitude de les fusionner en un tout, que nous ne pouvons les découvrir sans un grand exercice ou des appareils spéciaux (résonnateurs d'Helmholtz). Il n'y a pas de son simple, unique dans la nature ; tout son qui arrive à notre oreille est complexe. Le timbre existe donc dans les bruits, plus ou moins accusé suivant le nombre et l'intensité des sons satellites.

Ce qui distingue le son musical du bruit, c'est la périodicité des vibrations sonores. De plus, les bruits et les sons ne sont probablement pas perçus dans les mêmes parties de l'oreille interne : les épanouissements nerveux du vestibule et des ampoules serviraient à la perception des bruits ; le limaçon membraneux à la perception des sons musicaux ou plutôt de la qualité musicale du son (hauteur et timbre). On s'expliquerait ainsi pourquoi l'intensité est l'élément le plus facile à apprécier dans les bruits de percussion. Ils ont trop peu de durée pour exciter beaucoup la membrane basilaire : dès lors, les fibres ou arcs de Corti qui sont implantés sur cette membrane ne transmettent que des vibrations faibles aux organes terminaux de l'appareil nerveux, et l'on n'a qu'une perception confuse de la hauteur et du timbre (1).

II.

Quel est le corps vibrant dans les bruits de percussion thoracique? Est-ce l'air, le parenchyme du poumon, ou la paroi thoracique? Ou bien, le bruit est-il mieux expliqué par les vibrations combinées de l'air et des parois, et alors est-ce à l'air ou aux parois qu'on doit attribuer le principal rôle?

Je crois qu'à l'état normal le poumon et les parois thoraciques, qui forment un tout continu, ont dans leur ensemble trop d'épaisseur pour vibrer beaucoup, et que le bruit de percussion est dû surtout aux vibrations de l'air. On peut, il me semble, baser cette opinion sur les considérations suivantes : Le timbre du son pulmonaire est en général si peu accusé qu'il est difficile de dire où il commence et où il finit dans les bruits anormaux (Grancher) (2). D'autre part on accorde plus volontiers un timbre au son abdominal, au son trachéal et à certains bruits de percussion thoracique (de pot fêlé, amphorique, tympanique grave). Or, si l'on recherche dans quelles conditions les bruits sont nettement timbrés, et qu'on ne confonde pas, suivant la remarque de Woillez (3), les données physiques du timbre avec le caractère des sonorités hautes ou basses, on trouvera

(1) Voir pour la théorie du timbre, la structure et le fonctionnement de l'oreille interne : la théorie physiologique de la musique. Helmholtz. trad. Guéroult. (G. Masson. 1874), et l'article « Musique » du Dictionnaire Encyclopédique où M. Krishaber expose très-clairement les recherches d'Helmholtz.

(2) Grancher et Lasègue. Technique de la percussion et de la palpation. p. 64.

(3) Woillez. Traité de percussion et d'auscultation. 1878. p. 99.

le plus souvent que pour des causes diverses les parois sont minces ou amincies, qu'elles peuvent par conséquent vibrer plus facilement. Les parois vibrant mieux, on a davantage l'impression de leurs harmoniques, c'est-à-dire du timbre. (Les harmoniques des membranes sont très peu nombreux et assez rapprochés). L'absence à peu près complète de timbre dans les bruits normaux de percussion thoracique serait donc la preuve que les parois ne participent pas ou participent peu aux vibrations sonores.

III.

Depuis Avenbrugger (1) on a expliqué pendant longtemps les modifications des sons de percussion par la plus ou moins grande quantité d'air contenue dans les poumons. Il est certain, comme le dit Woillez, que le principe le plus généralement applicable est la plus grande quantité relative de fluide gazeux pour expliquer les sons graves, et la plus petite quantité du même fluide pour expliquer les sons aigus. Une colonne d'air plus longue et de diamètre plus grand a une vibration plus ample et plus longue qu'une colonne d'air plus petite.

Mais la tension de l'air joue aussi un rôle très important.

Il y a deux expériences de Skoda qui permettent d'étudier l'influence de cette tension.

1o. Skoda a démontré qu'un poumon extrait de la poitrine donne un son exagéré relativement au son qu'il fournit quand il est encore dans le thorax.

Il est vrai que, dans la percussion pratiquée directement sur le poumon, l'ébranlement de l'air est plus facile, que les ondes sonores sont transmises en retour plus facilement, et que ces nouvelles conditions expliquent jusqu'à un certain point l'augmentation de la sonorité. Mais il n'en reste pas moins établi que le relâchement du poumon est la cause principale de la modification du son.

Donc quand la tension de l'air diminue (quoique sa quantité diminue), la vibration est plus ample et plus courte.

(1) Inventum novum (Vienne 1760).

2°. Skoda le premier a fait connaître l'obscurité du son qui résulte à la percussion de la distension extrême d'un organe creux (son sourd de certains pneumo-thorax ou emphysèmes excessifs). Le son devient alors sourd par excès de gravité (obtusion du son de Woillez, son atympanique de Skoda, son voilé et couvert de Walshe). Il ne devient pas aigu, comme le pensent M. Besnier (1) et M. Gueneau de Mussy (2), parce qu'ils comparent la distension d'un organe creux à la distension d'un membrane (celle d'un tambour par exemple).

Dans ce dernier cas, plus la membrane est tendue, plus la tonalité s'élève, l'intensité diminuant comme dans le premier cas : Le sable est projeté de moins en haut et de plus en plus vite (Expérience de Savard). Pourquoi le ton baisse-t-il dans un cas, et s'élève-t-il dans l'autre ? C'est que la membrane est le corps vibrant ; elle agite l'air plus ou moins vite suivant son degré de tension, au lieu que dans un organe creux la paroi vibre encore si elle est mince, mais c'est surtout l'air qui est le corps vibrant : plus il y aura d'air, plus le son sera bas et ample jusqu'à un certain degré de tension. D'ailleurs, quel que soit ici le corps vibrant, quand l'air en s'accumulant aura produit une grande distension de l'organe creux, les vibrations de l'organe et de l'air seront gênées dans leur durée et leur amplitude, les unes par l'accumulation d'air, les autres par la tension de l'organe.

Donc quand la tension de l'air augmente beaucoup (quoique sa quantité augmente), la vibration est moins ample et plus longue.

Ces conditions d'un organe creux distendu par l'insufflation se réalisent quelquefois dans la poitrine. Il suffit de citer : le pneumothorax, si des dépôts fibrineux faisant office de soupape permettent à l'air d'entrer dans la plèvre, mais non d'en sortir; l'emphysème passif, dans lesquels les alvéoles qui ont perdu leur élasticité se laissent distendre par l'air sans réagir à l'expiration ; et tous les cas où l'orifice qui fait communiquer une cavité contenant de l'air avec les bronches se trouve rétréci par une induration, une compression, un refoulement, et où l'accumulation d'air se produit encore parce

(1) Besnier. Article Matité du Dictionnaire Encyclopédique. p. 219.

(2) Gueneau de Mussy. Etude sur la transmission des sons à travers les liquides endo-pleurétiques suivie de quelques considérations sur les signes physiques de la pleurésie. (A. Delahaye. 1876).

que, l'orifice se resserrant par le retrait expiratoire, l'air entre plus facilement qu'il ne sort.

Je dois dire immédiatement que la tension de l'air produit nécessairement la tension du parenchyme et des parois, mais que la réciproque n'est pas vraie. La distension du parenchyme et des parois peut tenir à d'autres causes que la tension de l'air et s'accompagner même (au moins pour la tension des parois) de la diminution de tension de l'air.

Des considérations qui précèdent, on peut tirer les conclusions suivantes :

1° La durée (1) de la vibration est toujours en raison directe de la quantité et de la tension de l'air.

2° L'amplitude de la vibration n'est en raison directe de la quantité d'air que jusqu'à un certain degré de tension, mais elle est toujours en raison inverse de la tension de l'air.

(Ces deux lois ne s'appliquent qu'aux tensions très augmentées ou médiocrement diminuées ; elles ne s'appliquent plus aux augmentations peu considérables et aux trop grandes diminutions de tension de l'air. — On le comprend facilement : car, si l'air diminue trop, sa diminution de quantité ne pourra pas être compensée par la facilité de son ébranlement ; s'il augmente, la tension n'arrivera à empêcher les vibrations que quand le parenchyme et les parois résisteront).

Si donc, dans les bruits de percussion, on trouve l'intensité diminuée avec acuité, c'est qu'il y a très peu d'air (matité).

Si l'intensité est augmentée avec gravité, il y a beaucoup d'air (tympanisme grave).

Si l'intensité est diminuée avec gravité, il y a beaucoup d'air et forte tension (obtusion du son, son atympanique).

Si l'intensité est augmentée avec acuité, il y a moins d'air (quoiqu'en certaine quantité) et faible tension (tympanisme aigu).

(1) Il ne s'agit pas, j'ai à peine besoin de le dire, de la durée du bruit. La vibration longue correspond au petit nombre de vibrations (il y en a moins dans la seconde) ; la vibration courte correspond au grand nombre de vibrations (il y en a plus dans la seconde). Il m'a paru préférable de considérer les caractères d'une vibration isolée.

Le plus souvent l'amplitude et la durée de la vibration augmentent ou diminuent en même temps, c'est-à-dire que les sons graves sont ordinairement intenses, les sons aigus ordinairement peu intenses. Mais cela est seulement vrai quand la tension de l'air n'entre pas en jeu ; car alors les modifications d'amplitude et de durée de la vibration sont de sens contraire : l'amplitude augmente et la durée diminue (son aigu plus intense) ; ou inversement, l'amplitude diminue et la durée augmente (son grave moins intense). Ce sont ces modifications du son appelées par quelques auteurs bruits mixtes, pseudo-mats, pseudo-tympaniques qui sont les plus difficiles à apprécier parce qu'elles présentent chacune un caractère de la matité (diminution d'intensité ou acuité) et un caractère de la sonorité (gravité ou augmentation de l'intensité).

Les quatre types principaux de bruits mentionnés plus haut sont-ils les seuls ? Est-il possible que l'un des deux éléments (amplitude ou durée) soit modifié, l'autre restant normal ?

Woillez (1) admet dans la pleurésie deux variétés de sonorités sous-claviculaires, son 3e et son 4e types de tympanisme, qui ont l'un une intensité normale avec une tonalité élevée, l'autre une tonalité normale avec une intensité augmentée.

M. Grancher (2) attribue, dans l'état physiologique, au son de la région sus-mammaire une hauteur diminuée avec une intensité normale, et au son de la fosse sus-épineuse une intensité diminuée avec une hauteur normale.

Il semble cependant que, s'il y a une cause capable de faire varier l'amplitude ou la durée, cette cause agit aussi sur la durée ou l'amplitude de la vibration, et que ces variations légères du son normal dont parle M. Grancher, ces modifications de sonorité sous-claviculaire observées d'ailleurs très rarement par Waillez, doivent atteindre à la fois les deux éléments du son.

En résumé, toutes les nuances peuvent exister dans les bruits de

(1) Woillez. Loco cit. p. 524 et suivantes.

(2) Grancher. Loco cit. p. 79 et 80.

percussion ; mais, en dehors de la sonorité normale et de la matité absolue, elles se rattachent toutes aux types formés par les quatre combinaisons possibles de l'intensité et de la hauteur :

Intensité diminuée et acuité (matité).
Intensité augmentée et gravité (tympanisme grave).

Intensité augmentée et acuité (tympanisme aigu).
Intensité diminuée et gravité (obtusion du son).

Dans les deux premiers types, l'ampleur et la durée de la vibration sont modifiées dans le même sens ; les modifications s'expliquent par les variations de la quantité d'air, la tension n'entrant pas en jeu.

Dans les deux derniers types, l'ampleur et la durée de la vibration sont modifiées en sens contraire ; les modifications s'expliquent par les variations de la tension de l'air (et de la quantité évidemment). La durée indique alors la quantité d'air, et l'amplitude le degré de la tension ; la durée est toujours en raison directe de la quantité d'air, et l'amplitude toujours en raison inverse de la tension de l'air.

Pour bien définir et apprécier les bruits de percussion, il faut donc s'exercer à dissocier leurs éléments (1). Malheureusement ce n'est pas toujours facile, car l'oreille a une sensibilité différente pour les sons de différentes hauteurs, de sorte qu'on y saisit avec peine le rapport de l'intensité et de la sensation (Helmholtz). Il est vrai qu'en général les vibrations s'éteignent d'autant plus vite qu'elles sont plus rapides ; mais cette remarque ne s'applique qu'aux sons franchement aigus ; on ne pourra donc pas toujours se servir de cette

(1) Walshe (1843) et Austin Flint (1854) avaient déja signalé les rapports de l'acuité avec la matité. Mais c'est Woillez qui le premier (mémoires 1855 et 1856) a proposé une classification des bruits de percussion basée sur les caractères fondamentaux des sons. Ses idées sont admises presqu'universellement aujourd'hui, même en Allemagne où l'on abandonne peu à peu la division de Skoda en 4 séries :

du son plein au son vide (d'air).
— clair — obscur.
— grave — aigu.
— tympanique — atympanique.

En effet ces dénominations se rapportent toujours, quoique moins directement, aux éléments du son, et elles ont l'inconvénient de donner lieu à des interprétations diverses.

proposition de Woillez : Les sons aigus sont durs et brefs, les sons graves sont moelleux et prolongés.

A ces caractères acoustiques s'ajouteront l'impression du timbre dans quelques cas, et les données fournies par les sensations tactiles (perte d'élasticité, frémissement hydatique). De plus on pourra, en combinant l'auscultation avec la percussion, apprécier la transsonorité des organes que traversent les ondes sonores (1). (Gueneau de Mussy).

Enfin on se rappellera que quelquefois les bruits perçus à la percussion d'une région sont renforcés par l'ébranlement d'une masse gazeuse voisine (résonnance) ou éloignée (2) (vibration à l'unisson par influence, consonnance), et même que le voisinage d'une boiserie sonore, d'un oreiller peut faire paraître un côté plus sonore que l'autre (Gueneau de Mussy) (3).

En terminant cette courte dissertation sur les conditions physiques des bruits de percussion, conditions qui paraissent devoir se ramener le plus souvent à la quantité de l'air et au degré de sa tension, je ferai remarquer que :

La faiblesse du choc de percussion, la diminution de l'élasticité costale, l'éloignement du corps vibrant dû à l'épaisseur des parois thoraciques agissent comme l'augmentation de la tension de l'air : l'air étant moins facilement ébranlé, la vibration a une ampleur moindre et une durée plus longue.

La force du choc (4), le rapprochement du corps vibrant dû à la faible épaisseur des parois thoraciques, les obstacles divers qui empêchent le mouvement vibratoire de s'étendre dans toutes les directions agissent au contraire comme la diminution de tension de l'air : l'air étant plus facilement ébranlé, la vibration est plus ample et de durée plus courte.

(1) Gueneau de Mussy. Loco cit. Note p. 19.

(2) Exemple : son tympanique de la région sous-claviculaire coïncidant avec une tympanite-stomacale et disparaissant lorsqu'en faisant asseoir le malade on provoqua l'abaissement de l'estomac. (Gueneau de Mussy. Loco cit. p. 23).

(3) Gueneau de Mussy. Loco cit. p. 27.

(4) Aussi a-t-on pu dire qu'une percussion forte élève la tonalité ; (elle augmente aussi l'intensité du son ; à l'état normal, car une percussion forte rendra au contraire la matité plus sensible).

IV.

Après avoir essayé de classer les bruits de percussion, et d'expliquer les conditions physiques auxquelles ils se rattachent, je vais tâcher de démontrer que les circonstances anatomiques permettent à ces conditions physiques d'exister dans les principaux phénomènes normaux ou pathologiques de percussion.

1° VARIATIONS DU SON A L'ÉTAT PHYSIOLOGIQUE.

L'intensité du son moindre dans les régions postérieures que dans les régions antéro-latérales, la hauteur plus élevée aux sommets qu'aux bases s'expliquent facilement par la situation de l'omoplate entourée d'un matelas musculaire et par la forme conique de la cage thoracique. Seulement il y a aussi : en arrière, un léger abaissement de la tonalité dû à l'épaisseur de la paroi ; et aux sommets, une légère augmentation de l'intensité qui se comprend moins aisément à cause de la diminution de l'air. Mais M. Peter a prouvé (1) que le lobe supérieur du poumon est celui qui se meut le moins. Il y a donc ici une diminution de l'extension physiologique qui rend compte de la plus grande amplitude des vibrations.

Chez les enfants, l'exagération de la sonorité est admise par MM. Barth et Roger, par Grisolle. M. Bouchut prétend au contraire (2) que le thorax des enfants de un à deux ans résonne moins bien que le thorax des adultes. Étant donnée la petite capacité de la poitrine, on doit reconnaître au moins une exagération relative de la sonorité. Elle tient surtout au peu d'épaisseur des couches musculaires et à la grande flexibilité des côtes qui rendent l'ébranlement plus facile, et, dans une certaine mesure à l'augmentation de volume du poumon qui revient moins sur lui-même au début de la vie. La vibration est plus ample et de durée plus courte, malgré l'augmentation de volume du poumon qui ne change pas beaucoup la quantité d'air à cause des petites dimensions du thorax.

(1) Peter. Gazette des Hôpitaux. 19 août 1875. Antagonisme entre les maladies du cœur et la tuberculose pulmonaire.

(2) Bouchut. Traité des maladies des nouveaux-nés. p. 346 et 363.

Chez les vieillards, l'exagération de la sonorité n'est pas causée par l'augmentation de la tension due à l'ossification des cartilages, comme le dit Woillez qui se sert de ce fait ainsi interprété pour nier l'influence de la distension sur l'obscurité du son (1). Avec l'âge, l'élasticité du poumon et des côtes diminue, l'expiration est incomplète et laisse dans les alvéoles un résidu plus abondant. C'est donc à une sorte d'emphysème physiologique, auquel s'ajoute souvent un véritable emphysème suite de catarrhe bronchique, qu'est due l'exagération de la sonorité (vibration plus ample et plus longue).

La matité observée par M. Roger (2) chez des enfants qui s'agitent pour se soustraire à l'examen et attribuée à la tension des parois musculaires serait plutôt causée, il me semble, par le renouvellement insuffisant de l'air. En effet, pendant les cris, les inspirations sont peu fréquentes, et les efforts des muscles expirateurs diminuent encore la quantité d'air.

2° MODIFICATIONS PATHOLOGIQUES.

Les phénomènes pathologiques les plus fréquents de percussion sont la submatité et la matité. Ils tiennent à l'absence ou à la diminution de l'air ou des gaz : la vibration d'une petite colonne d'air a une ampleur faible et une durée courte ; un organe compact et dépourvu de fluide aériforme ne donne qu'un bruit de choc très bref où l'on ne sent rien vibrer (3). L'explication est donc facile à trouver, et l'on comprend aisément que la matité existe à des degrés divers dans l'infiltration tuberculeuse, dans la congestion pulmonaire, les pneumonies, les pleurésies, etc.

Il n'en est pas de même pour les bruits décrits sous le nom de tympanisme.

Le mot tympanisme a été inventé par Laënnec pour désigner un bruit qu'il comparait plus ou moins justement au son d'un tambour percuté, et qu'il attribuait à l'accumulation d'air ou de gaz dans une

(1) Woillez. Loco cit. p. 97.

(2) Voir article matité. Dict. Encyclop. p. 219.

(3) C'est le son vide de Skoda qui n'emploie pas l'expression de matité parce que suivant lui la matité absolue serait l'absence complète de vibrations et de sonorité.

cavité close. Jusqu'aux travaux de Skoda, ce terme a eu la signification précise de son exagéré. Mais alors il a pris, au moins en Allemagne, un autre sens : on l'a donné à un bruit ayant des vibrations régulières, c'est-à-dire ayant la qualité du son musical (les sons qui n'ont pas de vibrations régulières étant des sons non tympaniques ou atympaniques), et on l'a expliqué, contrairement aux idées reçues depuis Laënnec, par la diminution de l'air intrà-pulmonaire, d'où relâchement du tissu pulmonaire (1) et plus grande ampleur du mouvement vibratoire. Le son devient musical parce que les vibrations de l'air ne sont plus troublées par celles du poumon comme à l'état physiologique. (Si les parois des cavités étaient tendues, il y aurait des vibrations irrégulières dues à l'air et aux parois, il se produirait une interférence de vibrations qui rendrait impossible un son tympanique : le son deviendrait non musical).

Que l'air vibrant seul, ce qui me paraît être le fait habituel, puisse produire un son musical; que, de ces deux phénomènes corrélatifs : relâchement du poumon et diminution de l'air, l'un soit plus important que l'autre (2), la question n'est pas dans ces subtilités. Ce qu'il y a de prouvé, c'est l'augmentation de sonorité par la diminution de tension qui permet une plus grande amplitude des vibrations. Mais Skoda a eu le tort de n'accorder aucun intérêt à la tonalité du tympanisme : il lui eût été en effet difficile de concilier sa théorie, où la diminution de l'air joue le principal rôle, avec l'existence des sons exagérés et graves. Woillez, en créant deux formes de tympanisme aiguë et grave, les seules qui doivent être, à mon avis, conservées (3) dans ces cinq variétés de sonorité sous-claviculaires, a singulièrement éclairci la question et l'a dégagée des systèmes trop exclusifs. Il est aussi impossible d'expliquer toujours le tympanisme par la théorie de Skoda que de le faire, suivant d'autres auteurs, coïncider toujours avec la plus grande quantité d'air et l'ampliation des vésicules pulmonaires.

(1) Qui doit avoir cependant un certain degré de tension bien qu'elle soit inférieure à la tension normale.

(2) Le relâchement est le plus important ; la quantité d'air est indifférente. Woillez. Loco cit. p. 80.

(3) Le 5e type est une variété du 1er, avec un son moins bas, c'est-à-dire plus aigu que normalement. Les 3e et 4e types ne semblent pas devoir exister.

Le tympanisme est donc un bruit d'intensité augmentée, de hauteur variable, dont le timbre est perceptible non dans le tympanisme aigu où l'épaisseur du tissu pulmonaire augmente avec son relâchement, mais seulement dans quelques cas de tympanisme grave quand les parois distendues, moins épaisses participent aux vibrations de la colonne d'air et donnent l'impression de leurs harmoniques (c'est-à-dire du timbre).

Le terme de Skodisme peut être, si l'on veut, appliqué au tympanisme aigu, quoiqu'Avenbrugger ait déja signalé la sonorité sous-claviculaire exagérée dans les épanchements pleurétiques moyens. Mais les dénominations de tympanisme grave et de tympanisme aigu sont préférables ; le premier indiquant, je le répète encore, l'augmentation de la quantité de fluide gazeux avec un degré modéré de tension, le second la diminution de l'air et de sa tension.

Le tympanisme grave, ou l'obtusion du son si la quantité et la tension de l'air sont considérables, se rencontrent dans l'emphysème, les vastes cavernes tuberculeuses, le pneumo-thorax, la tympanite stomacale ou intestinale. Les conditions physiques indiquées par le phénomène de percussion sont réalisées dans tous ces cas : le fait se passe de démonstration.

Dans la pleurésie le tympanisme aigu ou grave est plus intéressant à étudier.

Normalement la plèvre est disposée de telle sorte que l'un de ses feuillets ne peut tendre à s'éloigner de l'autre, sans entraîner celui-ci et par suite l'organe auquel il est fixé. Ainsi : dans l'inspiration, l'action des muscles inspirateurs et l'élasticité pulmonaire qui tendent chacune dans un sens différent à écarter ses deux feuillets, n'arrivent qu'à les rapprocher et assurent doublement l'accolement du poumon aux côtes, au diaphragme, au médiastin pendant la dilatation du thorax. A l'expiration, le poumon qui se rétracte tend à éloigner le feuillet viscéral de la plèvre de son feuillet pariétal ; ces deux feuillets sont encore rapprochés, et les parois thoraciques suivent l'excursion du poumon jusqu'à ce que, en arrivant aux limites de leur retrait, elles viennent fixer la fraction non satisfaite de l'élasticité pulmonaire (1).

(1) Il y a donc dans la plèvre, aux deux temps de la respiration, une pression négative qui exprime l'aspiration thoracique transmise. Cette aspiration est la

Quand il y a un épanchement pleural, la partie du poumon que le liquide refoule et sépare de la paroi thoracique, n'est plus influencée par les mouvements respiratoires ; elle a désormais la liberté de se rétracter. Deux cas se présentent alors : ou le poumon refoulé sur une grande étendue peut entraîner jusqu'à un certain point dans son mouvement de retrait la portion qui surnage à l'épanchement ; ou au contraire la partie restée active du poumon l'emporte en étendue sur la partie soumise à l'action de l'épanchement et peut résister à la rétraction vers le hile de cette partie refoulée. On aura affaire à l'un ou à l'autre de ces cas suivant l'abondance de l'épanchement, et la résistance des parois, résistance qui ne tient pas seulement à la quantité du liquide, mais qui dépend aussi de la force, de la vigueur du sujet, et du mode de début lent ou brusque de l'affection (1). Si l'épanchement est abondant, la partie active du poumon se relâchera d'autant plus que les parois réagiront plus énergiquement contre la poussée du liquide, c'est-à-dire que la pression positive intrà-pleurale sera plus considérable. Le tympanisme sera aigu. — Si l'épanchement est faible, si les parois cèdent facilement, la partie active du poumon ne sera pas relâchée ; la quantité d'air pourra même y être plus grande qu'à l'état normal, à cause de la respiration supplémentaire. Woillez, qui a voulu toujours expliquer le tympanisme sous-claviculaire de la pleurésie par le relâchement du poumon (2), a été conduit à nier pour ainsi dire (3) la respiration supplémentaire. Cependant la dyspnée qui existe constamment à un degré quelconque dans la pleurésie, l'expiration par refoulement signalée par M. Peyrot (4) sont des moyens de suppléance fonction-

résultante de plusieurs forces agissant de même sens ou en sens contraire qui sont : la rétractilité pulmonaire, la tension de l'air intrà-pulmonaire, la résistance des parois à la pression atmosphérique (à négliger puisqu'elle s'exerce aussi bien à l'intérieur qu'à l'extérieur du thorax). Voir : Revue mensuelle de chirurgie et de médecine. Etude d'Homolle sur la tension intrà-thoracique. 10 février 1879.

(1) G. Homolle. Loco cit. p. 115.

(2) et (3) Woillez. Loco cit. p. 85 et 201.

(4) Peyrot. Etude sur le thorax des pleurétiques et la pleurotomie. p. 48. « L'expiration se termine par un effort plus ou moins considérable que l'on peut décomposer en deux temps : dans un premier temps la glotte reste fermée et l'air est refoulé profondément jusques dans les ramuscules bronchiques ; dans un deuxième temps la glotte s'ouvre et l'air est expulsé avec un soupir en aussi grande quantité que possible pour faire place à de l'air nouveau. »

nelle ; mais ils n'ont évidemment d'influence sur la quantité d'air introduite que s'il reste encore une certaine étendue de poumon perméable et soumise à des alternatives au moins normales d'expansion et de retrait.

Cette explication des variétés du tympanisme au-dessus d'un épanchement, lorsque la matité n'envahit pas le sommet du côté affecté, est confirmée par l'observation clinique. Traube cité par M. Grancher (1) a constaté que le tympanisme grave annonce un épanchement peu abondant et que le tympanisme est aigu quand le liquide atteint le mamelon.

Le tympanisme aigu se montre aussi quelquefois au niveau d'un épanchement (Skoda, Gueneau de Mussy, Dieulafoy). — Skoda ayant prouvé qu'on peut, en percutant à la surface d'un liquide, percevoir la résonnance d'un réservoir d'air immergé à une profondeur de 10 à 15 centimètres (2), il s'agit seulement ici de chercher comment le poumon dans ses points de contact avec le liquide peut être incomplètement refoulé et contenir encore une certaine quantité d'air. On ne peut invoquer la congestion pulmonaire qui donnerait de la matité. L'existence d'adhérences antérieures plus ou moins étendues, auxquelles Woillez attribue la persistance de la sonorité dans ces sortes de pleurésie latente (3), peut bien rendre compte de quelques faits, surtout de ceux où l'on a extrait un ou deux litres de liquide de la poitrine. Mais je crois que ce tympanisme s'explique le plus souvent par l'énergie des mouvements respiratoires de la partie active du poumon qui empêche la rétraction de la partie voisine de l'épanchement, et par une faible pression positive intrà-pleurale. Il y a d'ailleurs ordinairement peu de liquide. — Dans cette dernière circonstance du tympanisme, M. Gueneau de Mussy a fait remarquer que si on augmentait la tension (en faisant exécuter au malade une inspiration forcée et en comprimant

(1) Dans sa remarquable étude sur le tympanisme sous-claviculaire dans la pleurésie, où il étudie les variétés de tympanisme formées par les combinaisons diverses de l'exagération de la sonorité avec la respiration forte ou faible, avec les vibrations vocales augmentées ou diminuées. — Voir : Gazette des Hôpitaux. 17 janvier 1882.

(2) Cette expérience a été vérifiée par M. Roger. — M. Gueneau de Mussy indique un moyen simple de la reproduire. Voir Loco citato. p. 20.

(3) Woillez. Loco cit. p. 551.

d'une main le moignon de l'épaule et de l'autre la paroi thoracique) la percussion pratiquée en arrière donnait un son mat (1). En effet le poumon acquiert alors très rapidement, à cause de l'épanchement pleural, une forte tension pour son nouveau volume, et l'élargissement de la poitrine maintenue en inspiration forcée diminue la pression qui tout à l'heure produisait un faible relâchement du poumon. La vibration devient donc moins ample et plus longue (sans être cependant aussi grave qu'à l'état normal parce qu'il y a moins d'air). Dans une poitrine saine, l'inspiration forcée n'agirait que sur la quantité d'air et ne pourrait à elle seule augmenter assez la tension pour modifier l'amplitude et la durée de la vibration (2).

Toutes les fois que le poumon sera refoulé pour une cause quelconque (tumeur abdominale, ascite, grossesse, tumeur intrà-thoracique, mais extrà-pulmonaire, scoliose vertébrale, etc.) on constatera, comme dans la pleurésie, le tympanisme aigu ou le tympanisme grave, suivant que la partie active du poumon l'emportera ou non en étendue sur la partie refoulée, c'est-à-dire suivant qu'elle pourra ou non lutter avec avantage contre la rétraction de la partie qui obéit à son élasticité.

Si le poumon est augmenté de volume par une lésion quelconque, on ne retrouve plus, quoiqu'en ait dit Woillez (3), son relâchement pour augmenter l'amplitude des vibrations. A la place de l'extension physiologique il y a l'extension due à une tumeur, à une infiltration de produits pathologiques, à un engorgement des vaisseaux. C'est plutôt la rétractilité qui est abolie ou diminuée, condition qui favorise la respiration supplémentaire dans les parties saines (tympanisme grave). Au niveau de la région malade, le tympanisme qu'on observe quelquefois dans la congestion pulmonaire et au début ou à la fin d'une pneumonie pourrait être causé par la plus grande quantité d'air intrà-pulmonaire, si les vésicules sont encore perméables, non parce que le poumon a un volume plus considérable

(1) Gueneau de Mussy. Loco citato. p. 21.

(2) M. Gueneau de Mussy a donné aussi ce moyen pour reconnaître s'il reste ou non du liquide à la fin d'une pleurésie. S'il n'y a pas de liquide, la sonorité augmente et les vibrations vocales sont mieux perçues ; s'il y a du liquide, l'obscurité du son est plus prononcée et les vibrations vocales sont diminuées.

(3) Woillez. Loco citato. p. 84.

(le calibre des alvéoles est diminué par le sang), mais parce qu'il se rétracte moins à l'expiration.

Le bruit amphorique est l'exagération du tympanisme grave avec un timbre accentué, car le refoulement du poumon (pneumo-thorax) ou la suppuration pulmonaire (cavernes tuberculeuses) ont diminué l'épaisseur des tissus qui vibrent plus facilement et font entendre leurs harmoniques. Le son prend alors quelque chose d'éclatant et de métallique.

Le caractère du bruit de pot fêlé tient moins au timbre qu'au claquement surajouté dû à la sortie brusque de l'air si la paroi se laisse déprimer par le choc.

Quant au son trachéal de Williams, produit par la résonnance de la bronche gauche dans les cas de condensation du poumon, et au bruit d'airain de Trousseau je n'ai rien à en dire qui ne se trouve dans tous les auteurs.

Puissent ceux de mes maîtres et de mes amis qui voudront bien lire ces quelques pages ne pas penser que j'aurais dû aussi ne rien écrire sur les autres bruits de percussion !

Landerneau. — Imprimerie de DESMOULINS.

www.ingramcontent.com/pod-product-compliance
Lightning Source LLC
LaVergne TN
LVHW010824150926
848035LV00047BA/1302
* 9 7 8 2 0 1 9 6 5 2 9 7 5 *